AF496149

NOTICE

SUR LE

PETIT-LAIT EN GÉNÉRAL

ET EN PARTICULIER

SUR LES BAINS DE PETIT-LAIT

EN BESSARABIE,

PAR

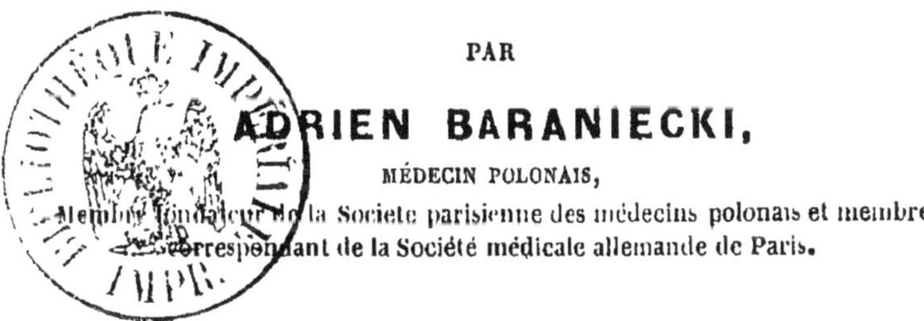

ADRIEN BARANIECKI,

MÉDECIN POLONAIS,

Membre fondateur de la Société parisienne des médecins polonais et membre correspondant de la Société médicale allemande de Paris.

Lue à la séance publique annuelle de la Société médicale allemande, le 11 mai 1858.

PARIS

LIBRAIRIE ADRIEN DELAHAYE

PLACE DE L'ÉCOLE-DE-MÉDECINE, 23

1858

Paris. — Imprimerie de L. MARTINET, rue Mignon, 2.

NOTICE

SUR LE

PETIT-LAIT EN GÉNÉRAL

ET EN PARTICULIER

SUR LES BAINS DE PETIT-LAIT

EN BESSARABIE.

Le petit-lait (*serum lactis*, *molken*, *serwatka*) est un liquide qu'on obtient en faisant cailler le lait, au moyen de la présure ou d'un acide, et en activant la coagulation au moyen de la chaleur.

Préparé d'après les procédés connus et clarifié, il est limpide, jaune verdâtre, douceâtre et légèrement sucré. Il se compose :

D'eau ;
De matière caséeuse et de beurre (en petite quantité) ;
D'acides acétique et lactique ;
De quelques lactates ;
De phosphates de chaux et de potasse ;
De chlorure de potassium [1].

On peut l'obtenir de chaque lait indistinctement,

[1] Nysten, *Dictionnaire de médecine*, 10e édition, refondue par E. Littré et Ch. Robin. Paris, 1855.

mais ses qualités physiques et chimiques dépendent des qualités du lait de l'animal qui sert à le préparer.

D'après MM. A. Chevallier et Ossian Henry [1], le lait d'ânesse, de vache et de chèvre contient :

	Anesse.	Vache.	Chèvre.	Brebis.
Caséum........	1,82	4,48	4,02	4,50
Beurre........	0,11	3,13	3,32	4,20
Sucre de lait sec.	6,08	4,77	5,28	5,00
Sels divers.....	0,34	0,60	0,58	0,68
Eau..........	91,65	87,02	86,80	85,62
En tout......	100	100	100	100
Parties solides..	8,35	12,98	13,20	14,38
Parties liquides..	91,65	87,02	86,80	85,62

Par l'action de la présure et de la chaleur combinées, le caséum se précipite en entraînant avec lui une grande quantité de globules graisseux. Il est évident que cette précipitation doit être en raison des parties constituantes solides; et comme le lait de brebis est le plus riche en principes solides, son petit-lait le sera aussi; vient ensuite celui de chèvre, de vache et d'ânesse, ce qui force le médecin thérapeute à tenir compte de cette circonstance, en décidant du choix de l'animal, de sa nourriture, du mode d'administration du médicament, de l'association des autres moyens thérapeutiques qu'il jugera nécessaires, et des conditions hygiéniques les plus favorables, dans lesquelles il devra placer son malade.

Mais le choix du petit-lait et son mode d'administra-

(1) *Journ. de chim. méd., de pharm. et de toxic.*, 1839.

tion dépendent du but que l'on se propose; en conséquence, pour faire apprécier l'opinion que j'émets, je dois commencer par désigner les cas dans lesquels il est indiqué :

Nous l'employons en boisson à l'intérieur, et extérieurement en bains, lavements, gargarismes, fomentations, etc. Pris à l'intérieur, le petit-lait, par la quantité d'eau et de sels qu'il contient, agit en activant les sécrétions et les excrétions; il est un léger antiphlogistique, et en même temps il possède des éléments réparateurs; par conséquent, il est prescrit dans les bronchites et les laryngites chroniques, les obstructions de la veine porte, les engorgements et la pléthore des viscères abdominaux, dans le catarrhe des poumons et les tubercules pulmonaires, la constipation habituelle, les hémorrhoïdes, etc. Pris à l'extérieur sous forme de bains, il agit comme un calmant sur la peau, et lui rend sa souplesse en rétablissant sa fonction normale; prolongé pendant un certain temps, il est nourrissant, fortifiant, avec des propriétés réparatrices très prononcées. Il est prescrit dans les troubles des fonctions d'innervation, dans les maladies de la peau avec les eaux minérales sulfureuses et alcalines; mais son action la plus remarquable se manifeste chez les malades épuisés par des maladies chroniques, fatigués par des veilles prolongées, chez les enfants maigres dont l'organisme n'a pas assez de force pour se développer, dans la phthisie tuberculeuse, même dans les cas graves où il y a des sueurs nocturnes assez abondantes, une fièvre continue, un marasme prononcé; dans ces cas désespérés où tous les remèdes avaient échoué, on a vu les bains de petit-lait produire des guérisons inattendues.

M. le docteur *Niepce* (1) et d'autres auteurs ont publié des observations sur des cures inespérées produites par ces bains seuls, ou mélangés avec l'eau minérale.

Je puis ajouter à ces observations d'autres faits relatifs à des cures inattendues produites à l'aide de bains de petit-lait de brebis, employés comme médicament très efficace en Boukovine et en Bessarabie; et en démontrant qu'ils diffèrent de ceux employés jusqu'à présent aux Alpes et dans d'autres contrées de l'Europe, je tâcherai de prouver, par des faits historiques, que l'emploi du petit-lait n'est pas aussi récent que paraît le croire l'auteur du mémoire précité.

En tenant compte des maladies dans lesquelles il est indiqué, je crois devoir soutenir l'opinion de M. *Mastalier* (2), et donner la préférence, pour l'usage interne, au petit-lait d'ânesse et de vache, d'autant plus qu'il y a des malades dont l'estomac n'est pas susceptible de le supporter, si peu qu'il soit chargé de principes solides et graisseux; pour les bains, au contraire, nous devons préférer celui de chèvre ou de brebis, qui contient beaucoup d'éléments nourrissants. Aux personnes qui croiraient que les bains de lait tout pur ou mélangés d'eau minérale seraient préférables, j'objecterai que, dans le premier cas, ils seraient trop coûteux, et que les globules graisseux, en obstruant les pores de la

(1) *Mémoire sur l'action des bains de petit-lait, soit pur, soit à l'état de mélange avec l'eau sulfureuse d'Allevard (Isère).* Paris et Lyon, 1850.

(2) *Mémoire sur le petit-lait alpestre et sur les bains d'Ischel.* Paris, 1854.

peau, empêcheraient les éléments dissous dans le liquide laiteux d'exercer une action efficace.

Quant aux bains d'eau minérale mélangés de lait, il paraît, *à priori*, que dans quelques cas ils seraient préférables, notamment dans les maladies de la peau, où l'on n'ajoute le lait ou le petit-lait que pour mitiger l'action irritante des eaux sulfureuses et alcalines sur la peau enflammée, et recouvertes de végétations et d'excoriations morbides. Mais dans les maladies des organes respiratoires, et particulièrement dans la phthisie, où la respiration du gaz acide carbonique, qui se trouve dans la plupart de ces eaux, est funeste aux malades, je ne pense pas qu'il soit utile de mélanger le petit-lait ou le lait d'eau minérale. Ici je proteste contre ceux qui seraient tentés de m'attribuer une opinion que je ne professe nullement, à savoir, que toutes les eaux minérales prises à l'intérieur ne doivent pas être appliquées dans les maladies de la poitrine; au contraire, j'ai grande confiance dans l'usage interne de ces eaux dans beaucoup de maladies chroniques des organes respiratoires; mais je ne suis nullement de l'avis de ceux qui veulent traiter et guérir ces maladies avec le gaz acide carbonique, qui est impropre à la respiration, malgré ses propriétés efficaces dans d'autres circonstances.

Je crois avoir démontré qu'il n'est pas tout à fait indifférent d'employer tel ou tel autre petit-lait : la nourriture de l'animal joue ici un grand rôle. Il suffit de rappeler que le lait du bétail des Alpes est plus riche en principes solides que celui des autres contrées de l'Europe; que la priorité, sous ce rapport, appartient aux chèvres d'Appenzell; que les pâturages des montagnes sont préférables à ceux des plaines; les pâturages vierges aux terres labourées; que le lait s'imprègne facilement de l'odeur des plantes aromatiques dont l'animal est nourri; qu'un grand nombre de substances minérales passent dans le lait, comme le sulfate de magnésie, le sel marin, l'iodure de potassium, etc.; que l'absinthe lui communique son amertume, la gratiole sa propriété purgative, l'euphorbe son âcreté [1], etc.; que la plupart des vaches entretenues dans des étables succombent avec des tubercules aux poumons, ce qui n'a pas lieu chez les vaches à l'état libre. Tous ces faits justifieront notre insistance à tenir compte des conditions hygiéniques et de la nourriture de l'animal.

Chacun connaît l'influence salutaire qu'exercent le climat, le régime approprié, et les bonnes conditions hygiéniques dans lesquelles on doit placer le malade lui-même pour profiter de toutes les ressources que la science et la nature nous offrent.

Je n'aborde pas d'ailleurs la question des moyens thérapeutiques, que le médecin est souvent contraint d'associer à la cure par le petit-lait. Sous ce rapport tout doit être laissé à la sagacité et à la prudence du médecin.

Je passe à la partie historique.

[1] M. A. Chevallier, *Dictionnaire des altérations et falsifications des substances alimentaires, médicamenteuses et commerciales*, 3e édition. Paris, 1857-1858, 2 vol. in-8.

L'origine de l'emploi du petit-lait, soit à l'intérieur, soit sous forme de bain, remonte aux temps anciens. Cléopâtre, Aspasie et beaucoup d'autres femmes de l'antiquité ont employé des bains de lait tout pur ou parfumé d'essences, comme objet de toilette. Comme médicament ou comme nourriture, le lait et le petit-lait ont été souvent prescrits par *Hippocrate*. Il les faisait prendre avec du sel, quelquefois bouillis, pour tenir le ventre libre (1), et il conseille les bains de lait chez les malades affaiblis et fatigués par la fièvre hectique et par une longue maladie.

Pline (lib. XXV, § 7, p. 333) raconte qu'il a guéri la fille du consul Servilius, atteinte d'une maladie chronique, en lui faisant prendre le lait d'une chèvre qui avait été nourrie avec des feuilles de lentisque (2).

Avicenne prescrivait l'usage des bains de lait contre la toux, l'hémoptysie et les ulcères des poumons; pour les collyres dans quelques ophthalmies, dans beaucoup d'autres cas (3), et particulièrement dans la fièvre hectique (4).

Avenzoar, dans le relâchement de l'œsophage, ordonne de mettre le malade dans un bain de lait, et, en parlant de l'atrophie, il fait observer avec quel zèle

(1) Leclerc, *Histoire de la médecine*. La Haye, 1729, 2e édition, livre III, chap. XV et XVI, p. 193 et 198.

(2) Sprengel, *Histoire de la médecine*, trad. par Jourdan, t. II, p. 51.

(3) Menghi Blanchelli Faventini, *De balneis tractatus*, dans l'ouvrage *De balneis omnia quæ extant apud Græcos, Latinos et Arabos*, etc. Venetiis, 1553, in-folio.

(4) *De thermis Andr. Baccii Elpidiani libri septem*. Romæ, 1622, in-fol., p. 423.

Galien recommande le lait d'ânesse, mais il ajoute : « Que d'autant qu'il n'étoit pas permis aus Sarazins d'user ni du lait ni de la chair de cet animal, lui Avenzoar avoit substitué à ce lait celui de chèvre (1). »

Savonarole, médecin du xve siècle, dans son traité (2), conseille les bains de lait aux malades fatigués et exténués par de longues souffrances; et comme il est difficile de s'en procurer la quantité voulue, il engage à les remplacer par les bains de *beurre de lait.*

C'est seulement vers la fin du xviiie siècle que s'est généralisée la cure méthodique par le petit-lait tout pur, et comme dit M. le docteur *James* (3), à l'occasion d'un haut personnage atteint d'une affection pulmonaire, auquel les médecins conseillèrent de résider sur les bords du lac de Constance. Celui-ci, ne voyant pas son état s'améliorer, voulut essayer un air plus vif, et se rendit à Gais, point très élevé des Alpes d'Appenzell; là on l'engagea à boire le petit-lait de chèvre que les pâtres employaient contre le rhume. Quelque temps après il se rétablit complétement, ce qui fit beaucoup de bruit dans le monde, et depuis ce moment Gais et les Alpes d'Appenzell sont devenus le rendez-vous des malades poitrinaires. Aujourd'hui il y a en Europe beaucoup d'établissements dans ce genre, comme :

(1) Freind. *Hist. de la médecine,* trad. par Étienne Coulet. Leyde, 1727, in-4, 2e partie, p. 50.

(2) *De balneis et thermis naturalibus omnibus Italiæ, sicquè totius orbis, proprietatibus que earum.* Chap. v dans l'ouvrage cité *De balneis omnia quæ extant,* etc.

(3) *Guide pratique du médecin et du malade aux eaux minérales de la France et de l'étranger,* etc., 4e édition. Paris, 1857.

Gontein, *Heinrichsbad*, *Weissbad*, *Horn*, *Weggis*, *Interlaken*, *Baden-Baden*, *Badenweiler*, *Beuron*, *Rosenau*, *Rehbourg*, *Achselmanstein*, *Gleisweiler*, *Füred*, *Schlangenbad*, et beaucoup d'autres, où la cure par le petit-lait pris à l'intérieur se pratique sur une échelle plus ou moins grande.

Le traitement *méthodique* par des bains, dont M. *Niepce* parle comme d'un moyen thérapeutique tout à fait nouveau, et essayé par lui, pour la première fois, vers 1850, se pratique en Bessarabie *méthodiquement*, depuis vingt-cinq ans, avec le petit-lait des brebis.

C'est dans l'instinct pour ainsi dire du peuple moldave dans ladite province, et des montagnards carpathes en Boukovine et en Galicie, que nous devons en chercher l'origine. Les femmes du peuple l'employaient depuis bien longtemps, sous le nom de *genntytza* (*żentyca*) ou de *dzyr*, dans les maladies de poitrine à l'intérieur, et extérieurement sous forme de bains chez les enfants atrophiques, scrofuleux, et dans l'anémie la plus prononcée. Vers 1833, cet usage fixa, pour la première fois, l'attention de mon père, *Thomas Baraniecki*, docteur en médecine de l'université de Wilna; et c'est en 1833 qu'il en fit l'essai sur un malade. C'était une femme âgée de trente ans, qui, depuis un an, souffrait de la poitrine, avec tous les symptômes de phthisie constatée, avec une maigreur extrême, une fièvre continue, une toux très forte, des crachats purulents et souvent mêlés de sang, des sueurs nocturnes, la diarrhée, des pointes et des douleurs dans les lobes inférieurs du poumon droit.

Le cas était désespéré. Toutefois mon père conseilla aux parents de la malade de l'emmener en Bessarabie, et de la baigner dans du petit-lait de brebis aussi longtemps que possible. Quel fut son étonnement quand, au bout de huit semaines, cette même malade se présenta à lui, pour ainsi dire régénérée; la toux, la fièvre et tous les symptômes alarmants avaient disparu complétement; la malade avait pris de l'embonpoint, et recouvré ses forces; il ne restait qu'une légère oppression de poitrine, qui disparut après un mois d'usage d'eau de Seltz. Cette femme a eu depuis trois enfants, et vit encore.

Un second malade s'offrit à ses observations : M. N..., âgé de quarante ans, après avoir eu des flux hémorrhoïdaux fréquemment répétés, était parvenu à un tel degré d'affaiblissement, qu'il ne pouvait faire un pas sans une grande gêne dans la respiration. Les préparations ferrugineuses et d'autres moyens avaient un peu rétabli le malade ; mais la faiblesse persistait, ainsi que la maigreur extrême, le teint plombé de la face, le pouls accéléré, une petite toux courte, saccadée, une dyspnée considérable, et l'irrégularité des excrétions alvines. Mon père lui prescrivit les bains en question. Soixante bains et les eaux de Pyrmont à l'intérieur, pris chaque matin à la dose d'un verre, furent suffisants pour le rétablir complétement; le visage perdit son teint plombé; l'embonpoint revint; la toux disparut; les fonctions de l'estomac devinrent régulières, et le malade fit chaque jour des promenades à pied de plusieurs heures.

3° *Observation.* — Mademoiselle K..., âgée de seize ans, par suite d'un refroidissement survenu à la sortie d'un bal, fut prise d'une hémoptysie, avec une toux et une fièvre persistante. Le médecin appelé employa une médication antiphlogistique, et quoique les symptômes eussent diminué notablement, mon père, auquel on s'adressa quelques semaines après, la trouva avec une démarche affaiblie, une toux pénible, des pointes dans le lobe inférieur gauche des poumons, des frissons quotidiens qui se répétaient chaque matin vers onze heures, le pouls accéléré, les sueurs nocturnes, le visage pâle, et une rougeur sur la pommette gauche. L'âge de la patiente et les pointes aiguës qu'elle ressentait le déterminèrent à lui faire une petite saignée, et à prescrire de la digitale avec le nitre, que la malade prit pendant un certain temps; cette médication réussit, et elle commença à se rétablir peu à peu; les pointes disparurent, mais le pouls montait chaque soir; la toux, quoique moins fréquente, revenait chaque matin; elle ne pouvait supporter aucun mouvement prolongé, se fatiguait aisément, surtout en montant l'escalier. Au mois d'avril, on lui prescrivit l'eau de Selters, à employer méthodiquement pendant plusieurs semaines, et, vers la fin du mois de mai, les bains de petit-lait. Voici quel fut le résultat : après le dixième bain, la toux disparut; après le vingtième, les règles, qui étaient supprimées depuis quatre mois, revinrent; et au bout de soixante bains, elle se rétablit complétement. L'année suivante, sa mère lui fit renouveler ce traitement; et depuis huit ans environ, elle jouit d'une excellente santé; elle est mariée depuis deux ans, et a donné le jour à un enfant tout à fait bien portant.

4e *Observation.* — W. B..., élève à l'École de droit de Saint-Pétersbourg, âgé de dix-neuf ans, gagna un refroidissement au mois de mars 1852, et fut pris d'une diarrhée qui, peut-être mal traitée par de jeunes collègues du malade, étudiants en médecine, dura quelques semaines. Les examens de l'école survinrent à cette époque; le travail intellectuel réagissant sur le canal intestinal, qui n'avait pas encore été ramené à son état primitif, et le défaut d'une bonne et saine alimentation, firent disparaître l'équilibre dans tout l'organisme. Aux vacances, il retourna dans sa famille dans un tel état d'affaiblissement, que le moindre mouvement le fatiguait; sa démarche était chancelante, la respiration accélérée et difficile; il avait une petite toux sèche, une fièvre continue, des sueurs nocturnes, particulièrement vers le matin; l'estomac était très disposé à la diarrhée. Mon père l'envoya en Bessarabie pour prendre les bains, et lui prescrivit l'eau de Seltz. Soixante bains dans l'espace d'un mois furent suffisants pour le rétablir. Au bout de dix jours, le teint commença à revenir, la fièvre, la dyspnée, les sueurs nocturnes disparurent; l'appétit revint, l'estomac devint régulier, et le malade eut assez de force pour faire des promenades matin et soir; vers la fin de son séjour en Bessarabie, il grimpait sur les rochers pour dessiner les plus belles vues de la contrée. Depuis ce temps, il se porte à merveille, et réside à Saint-Pétersbourg sans se ressentir des rigueurs du climat.

5e *Observation.* — Madame T..., âgée de trente ans environ, déclarée phthisique par tous les médecins de la contrée, avait tous les symptômes alarmants de cette maladie. Au bout de six semaines de cure par les bains de lait, pris deux fois par jour pendant une heure et demie, et les eaux de Seltz prises à l'intérieur, elle revint à la santé, et se porte bien jusqu'à ce jour.

6e *Observation.* — Madame C..., âgée de vingt-six ans, à la suite d'un refroidissement, fut prise d'hémoptysie au mois de février 1855. Appelé auprès d'elle, je la trouvais avec de l'oppression et de la chaleur de poitrine; des battements de cœur accablants à chaque mouvement un peu trop rapide; plus de cent pulsations par minutes; une toux forte, suivie de crachats sanguinolents ou de sang tout pur; des pointes passagères entre les épaules et sous la clavicule gauche, où le bruit respiratoire avait tout à fait disparu; il était d'ailleurs affaibli dans presque toute l'étendue de la poitrine. Je fis une saignée du bras, et je la répétai le lendemain; je lui prescrivis successivement la digitale avec le nitre, le tartre stibié, les acides minéraux, les vésicatoires, les sinapismes, les bains de pied sinapisés, etc. La forme aiguë disparut, mais l'hémoptysie persistait; le petit-lait aluminé, le quinquina, l'extrait de ratanhia et d'autres moyens échouèrent; ce ne fut qu'en administrant, avec beaucoup de précaution, l'ergot de seigle en petites doses, avec l'élixir de Haller, que je parvins à arrêter l'hémoptysie. Mais la malade maigrissait de plus en plus; les frissons et la fièvre se déclaraient chaque soir; les sueurs nocturnes l'affaiblissaient beaucoup ; une toux sèche l'importunait souvent. Au mois de mai, par suite de circonstances imprévues et de chagrins domestiques, son état s'aggrava ; elle fut prise d'une nouvelle hémoptysie, et ce ne fut que vers les premiers jours de juillet qu'elle put, à grand peine, couchée dans sa voiture, se rendre à petites journées en Bessarabie. Après deux semaines de bains pris matin et soir, avec un régime nourrissant et approprié, et une infusion froide de quinquina prise à la dose d'un demi-litre par jour, la malade alla beaucoup mieux, elle put faire de petites promenades en voiture sans se fatiguer, et au bout de six semaines elle se rétablit, prit de l'embonpoint, l'hémoptysie, les sueurs, la fièvre, tout disparut, et elle retourna chez elle.

L'humidité de la maison qu'elle habitait, jointe à de violents chagrins domestiques, amena une récidive dont j'arrêtais les progrès jusqu'au mois de juin, époque à laquelle elle retourna en Bessarabie. Une centaine de bains, et l'usage continu du quinquina, la rétablirent complétement ; l'hiver de 1856 à 1857 ne lui porta aucune atteinte. Au printemps, je lui recommandais de recommencer les bains, ce qu'elle négligea ; néanmoins, elle se porte bien jusqu'à ce jour.

Je pourrais citer beaucoup d'autres observations ; mais comme les détails échappent à ma mémoire, elles ne seraient qu'incomplètes et sans intérêt. J'ajouterai seulement que mon père applique ce traitement depuis vingt-cinq ans avec un grand succès ; que, moi-même, j'ai eu l'occasion d'observer plusieurs autres maladies moins graves, où j'ai vu obtenir les résultats les plus satisfaisants; que quelques autres médecins de la Podolie, de la Bessarabie et de la Boukovine, doivent à ce mode de traitement des cas de guérisons ou d'améliorations inespérées; et qu'enfin les montagnards carpathes et les Moldaves s'en servent comme d'un remède populaire depuis bien longtemps, et comptent de nombreux exemples de cure complète.

Ces bains ont un avantage immense, parce qu'ils n'échauffent pas, n'excitent pas la transpiration; ils sont calmants, nourrissants, et ne sont contre-indiqués dans aucun cas où il y a prostration des forces, faiblesse et maigreur; ils sont très bien supportés par tous les malades et tous les âges; et on peut aisément associer à ces bains un traitement interne par des eaux minérales, tels que Spa, Pyrmont, Ems, Schwalheim, Selters, etc., etc.; par les préparations ferrugineuses, le quinquina et autres moyens que le médecin jugera convenables.

Il est impossible de ne pas reconnaître que le petit-lait de Bessarabie agit non-seulement par ses qualités nutritives, mais aussi par les propriétés qu'il emprunte aux plantes aromatiques dont l'animal se nourrit, et qui, ayant passé par le chimisme animal, agissent ici, comme un léger stimulant, d'une manière tout à fait autre que ne le feraient les bains aromatiques employés ordinairement en médecine, et qui ne pourraient même pas être appliqués dans les cas précités.

Je passe au mode de préparation et d'administration.

Le petit-lait de brebis, employé en bains, est connu chez nous sous le nom de *genntytza* (*zentyca*); les

Moldaves l'appellent *dzyr*. Il est crémeux, blanc, avec un teint légèrement verdâtre, doux, des flocons de caséum, une odeur spéciale des brebis et d'arome emprunté aux plantes du pays; laissé pendant un quart d'heure dans un repos absolu, sa surface se recouvre d'une couche graisseuse et caséeuse de plusieurs pouces d'épaisseur, ayant l'aspect d'une crême blanche, et fermentant très facilement.

Les petits-laits préparés dans d'autres contrées de l'Europe ne peuvent pas en donner l'idée. Je n'ai pas vu celui des chèvres d'Appenzell, mais à en juger d'après les descriptions des auteurs, je crois qu'il se rapproche le plus de celui de Bessarabie. Chauffé jusqu'à l'ébullition, il dépose une seconde fois le caséum et conserve longtemps sa chaleur. Les Moldaves le préparent de la manière suivante : On prend un grand chaudron rempli de lait de brebis, on y ajoute un petit morceau de la membrane interne d'un estomac d'agneau ou de veau, on le laisse reposer pendant quelques heures, après quoi on le réchauffe légèrement sur un petit feu pour accélérer la précipitation du caséum, on retire le fromage, on le met dans des sacs de toile, et on le suspend jusqu'à ce qu'il soit complétement sec. Les Moldaves appellent ce fromage *boudz* (*budz*); préparé avec une certaine quantité de sel, il s'appelle *bryndza;* on en consomme en Bessarabie et en Moldavie une grande quantité. Le petit-lait qui est resté de cette première préparation, se nomme chez nous, comme je l'ai dit, *genntytza* (*żentyca*) et chez les Moldaves *dzyr :* c'est précisément ce petit-lait qui est employé pour les bains. Quand on n'en a pas besoin pour cet usage, on le verse de nouveau dans des chaudrons et on le fait bouillir, pour précipiter le caséum une deuxième fois. Cet autre fromage, inférieur en qualité, moins gras et ne se conservant pas aussi bien, s'appelle chez les Moldaves *ourdà* (*urdà*) ou *kache* (*kàsz*). Ce second petit-lait sert quelquefois, à l'aide d'une fermentation, à préparer une boisson qui ressemble un peu au *kumyss* des Baskirs et des Kirghiz ; mais il n'est plus bon pour les bains, à cause de ses qualités très inférieures.

Pour un bain, il faut sept à dix sceaux de petit-lait (60 à 100 litres), qu'on fait venir des pâturages dans des tonneaux. Pour le réchauffer, on en prend une vingtaine de litres qu'on chauffe légèrement dans un chaudron, mais jamais jusqu'à l'ébullition ; et on le verse dans le bain. Il faut toujours que le liquide recouvre tout le corps jusqu'au cou ; pour ménager la quantité nécessaire de petit-lait, on construit des baignoires hautes, mais étroites, et par cela même, plus faciles à remplir en totalité. La température du bain qu'on prend matin et soir, et dans lequel on reste d'une demi-heure jusqu'à une heure et demie, est de 22 à 26 degrés Réaumur et tout au plus 28, et jamais au delà. Il y a une précaution à prendre, en constatant le degré de chaleur avec un thermomètre ; avant de plonger l'instrument dans le liquide, il faut le mélanger avec soin de haut en bas, car souvent il arrive que la couche superficielle est tout à fait refroidie, tandis que les couches profondes conservent une haute température. Une autre précaution, c'est d'avoir un surveillant pendant la préparation du petit-lait, car les bergers savent frauder en y versant de l'eau ou du liquide de qualité inférieure.

Le traitement complet est de trente jours, c'est-à-dire soixante bains, quelquefois quatre-vingt-dix, et rarement cent vingt. On commence la cure dans quelques villages, vers la fin du mois de mai ; dans d'autres vers la moitié de juin ; cela dépend de l'époque où l'on a l'habitude de séparer les petits de leur mère ; on peut continuer les bains jusqu'aux derniers jours du mois d'août ou les premiers jours de septembre. Il faut traire de 300 à 500 brebis, trois fois par jour, pour obtenir sept à dix sceaux de petit-lait (60 à 100 litres). Ces chiffres peuvent paraître énormes à des étrangers ; mais on ne s'en étonnera pas si l'on considère ces immenses steppes de quelques provinces russes où l'on élève des milliers de troupeaux ; où des populations entières mènent une vie nomade, et où toute la richesse du seigneur et du paysan consiste dans le bétail. La Bessarabie, dont la poption est moldave, se trouve dans des conditions semblables. Le gouvernement russe veut, autant que possible. attacher le peuple à la glèbe ; mais cela ne réussit pas toujours, et quoique la Bessarabie soit comparativement plus peuplée que certaines autres provinces russes, on peut parcourir le pays des heures et même des journées entières sans rencontrer un homme, et ne voir que d'immenses pâturages vierges, couverts pour la plupart de hautes herbes et de plantations de maïs, qui servent de refuge aux loups et aux sangliers. Cela dit, on ne sera pas étonné de trouver à peu près dans chaque village des bains pour deux et trois malades simultanément ; et comme pendant les trois mois d'été, les malades pourraient se changer trois fois, il résulte que si le temps était bien distribué, six ou même quelquefois neuf malades pourraient profiter de la cure dans un même endroit pendant la saison. Si je ne parle que des trois mois d'été, il ne faut pas s'imaginer que le climat soit froid ; il est, au contraire, doux en hiver et très chaud en été ; et les plantations de maïs, de melons d'eau, des vignes, des abricots, des acacias, etc., y croissent sans qu'on en prenne grand soin (1). Mais au commencement de la traie, on ne peut pas séparer les petits de leur mère, avant qu'ils ne soient en état de se nourrir d'herbes, et vers la fin, les brebis donnent si peu de lait qu'il est presque impossible d'en obtenir la quantité nécessaire pour un bain ; cependant, à la rigueur, pour un prix beaucoup plus élevé, on pourrait commencer la cure trois semaines avant et la continuer trois semaines après la saison ordinaire.

Le prix de chaque bain est de huit à douze et quatorze francs (selon que le lieu de séjour est plus ou moins éloigné du Dniester, et en raison du nombre des sceaux de petit-lait pris pour un bain) ; ce qui ferait en totalité 240 à 420 francs pour trente bains. On ne peut pas se baigner dans un même bain plus de deux fois, c'est-à-dire le soir et le matin suivant, car le petit-lait fermente pendant les chaleurs, devient aigre, nauséabond, et ne produit plus les mêmes bons effets.

Je ne doute pas qu'aux Alpes, aux Pyrénées, aux

(1) La Bessarabie est située entre 43 et 46 degrés de latitude septentrionale.

Appennins, en Algérie, en Hongrie, etc., on ne puisse obtenir des résultats également satisfaisants, mais à un prix beaucoup plus élevé. Je croirais aussi que le petit-lait des buffles, qui est beaucoup plus riche en principes solides que celui des vaches, pourrait, au besoin, remplacer celui des chèvres et des brebis.

D'ailleurs, en constatant les cures opérées en Bessarabie, je parle de la partie septentrionale de cette province, située entre le Pruth, le Dniester et Kischineff, des environs de Chotin, de Mogilew sur le Dniester, et de Beltzy; je dois dire toutefois que dans toute la province, les conditions de cure seraient absolument les mêmes.

De tout ce qui précède, je crois être en droit de conclure :

1° Que pour l'usage interne, on doit préférer l'usage du petit-lait d'ânesse ou de vache; pour les bains celui des chèvres, et particulièrement des brebis;

2° Que le médecin doit tenir compte des pâturages et de l'état libre de l'animal, ainsi que du mode de préparation des bains;

3° Que les bains de Bessarabie diffèrent de ceux employés jusqu'à présent dans le reste de l'Europe; mais qu'ils rentrent dans la même catégorie;

4° Que, si c'est un puissant moyen pour relever les forces du malade, on doit en tirer profit et l'essayer aux Alpes, aux Pyrénées, en Algérie et dans d'autres contrées, en observant toutes les prescriptions, si minimes qu'elles paraissent être;

5° Que pour les bains, il faut employer le petit-lait de brebis préparé d'après le procédé indiqué, tout pur, et non mélangé d'eau simple ou minérale ;

6° Que les considérations de climat et d'hygiène, ainsi que le traitement interne, ne doivent pas être négligés, pour seconder l'action des bains et assurer un succès prompt et complet.

Il ne me reste qu'à demander pardon à MM. les membres de la Société d'avoir abusé de leur patience, et à les prier de vouloir bien m'excuser si je n'ai pu rendre cette note aussi intéressante qu'elle aurait du l'être. J'essayerai à l'avenir de rassembler un plus grand nombre de faits et d'observations, et de les présenter à la Société avec plus d'exactitude et de précision.

Paris, le 14 mai 1855.

Adrien BARANIECKI.

www.ingramcontent.com/pod-product-compliance
Ingram Content Group UK Ltd.
Pitfield, Milton Keynes, MK11 3LW, UK
UKHW021159230726
13926UKWH00001B/182

9 782014 060683